Sitzungsberichte
der Heidelberger Akademie der Wissenschaften
Mathematisch-naturwissenschaftliche Klasse
Jahrgang 1948, 3. Abhandlung

Entwicklung und Ergebnisse der Chemotherapie

Von

Paul Uhlenhuth

Vorgetragen
in der Sitzung vom 29. Mai 1943

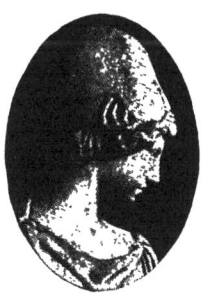

Heidelberg 1948
Springer-Verlag

Paul Uhlenhuth
Hannover, 7. 1. 1870

Alle Rechte, insbesondere das der Übersetzung in fremde Sprachen,
vorbehalten.

Copyright 1948 by Springer-Verlag OHG. in Berlin and Heidelberg.

ISBN-13: 978-3-540-01349-5   e-ISBN-13: 978-3-642-99818-8
DOI: 10.1007/978-3-642-99818-8

Veröffentlicht unter Zulassung Nr. US-W-1093
der Nachrichtenkontrolle der Militärregierung.

1000 Exemplare.

Entwicklung und Ergebnisse der Chemotherapie*.

Von

Paul Uhlenhuth in Freiburg i. Br.

Mit 23 Abbildungen im Text[1].

I.

Groß ist unser Arzneischatz, aber klein ist im Verhältnis dazu die Zahl der Mittel, die eine Krankheit wirklich zu heilen im Stande sind. Die Ergebnisse der pharmakologischen Forschung sind hauptsächlich der symptomatischen Therapie zugute gekommen, die in der Anwendung ausgezeichneter Schlaf- und Fiebermittel sowie wirksamer Anästhetika und vieler anderer hervorragender Präparate usw., die der Arzt nicht entbehren kann, in den letzten Jahrzehnten eine bedeutsame Bereicherung erfahren hat.

Aber Heilmittel im wahren Sinne des Wortes, d. h. solche, die die Krankheit wirklich vernichten, die das Übel an der Wurzel fassen, gab es bis vor kurzem relativ wenige. Und doch muß es das höchste Ziel der ärztlichen Forschung sein, solche spezifischen Mittel aufzufinden. Wir brauchen außer der symptomatischen eine kausale ätiologische Therapie.

Schon der große Arzt THEOPHRASTUS PARACELSUS (1493 bis 1541) wies darauf hin, daß man, um eine rationelle Bekämpfung einer Krankheit durchzuführen, „Arcana", d. h. Stoffe finden

---

* Antrittsvortrag am 29. 5. 43 (mit Lichtbildern).

[1] Die Abb. 1—5 sind dem Aufsatz von UHLENHUTH, HÜBENER und WOITHE in Bd. 27 der „Arbeiten aus dem Kaiserlichen Gesundheitsamt", die Abb. 6—13 dem „Atlas der experimentellen Kaninchensyphilis" von UHLENHUTH und MULZER — im Verlag von Julius Springer in Berlin — entnommen. Abb. 19—21 zeigen Originalpräparate von UHLENHUTH und FROMME. Abb. 22—23 wurden uns vom „Bayer"-Bild-Archiv in freundlicher Weise zur Verfügung gestellt.

müsse, die die Krankheitsursache direkt angreifen, und der berühmte englische Arzt THOMAS SYDENHAM (1624—1689) sagte, „nur derjenige darf den Namen eines wahren Arztes beanspruchen, der Heilmittel besitzt, die den spezifischen Charakter einer Krankheit gänzlich aufheben".

Wenn wir bis vor Kurzem nur über wenige solcher Mittel verfügten, so liegt das naturgemäß daran, daß man die Ursachen so vieler Krankheiten nicht kannte. Mangels solcher Erkenntnis, können wir von Glück sagen, daß so außerordentlich wirksame Mittel wie das Chinin für die Malaria-, das Quecksilber und Jod für die Syphilisbehandlung überhaupt ausfindig gemacht wurden. Sie verdanken ihre therapeutische Bedeutung der rohen Empirie. Durch die gründlichen ätiologischen Forschungen der letzten Jahrzehnte sind aber in der Behandlung verschiedener schwerer Krankheiten, denen der Arzt früher ratlos gegenüber stand, bedeutende Fortschritte gemacht worden. Ich denke dabei z. B. an die Jodbehandlung und -prophylaxe des Kropfes, an die Lebertherapie der perniziösen Anämie, die Insulinbehandlung des Diabetes, die Vitaminbehandlung der Rachitis und anderer Avitaminosen.

Von besonders eindrucksvoller Bedeutung waren die Fortschritte begreiflicherweise bei den Infektionskrankheiten, nachdem durch die fundamentalen Entdeckungen von ROBERT KOCH und LOUIS PASTEUR sowie ihrer Schüler eine große Anzahl dieser Krankheiten als durch spezifische Mikroorganismen bedingt erkannt waren und dadurch eine kausale Therapie bei diesen Krankheiten auf eine sichere Basis gestellt werden konnte. Es ist daher begreiflich, daß unser Arzneischatz viele seiner hervorragendsten Mittel der bakteriologischen Wissenschaft verdankt, deren Aufgabe es ist, nicht nur die Ursache der Infektionskrankheiten zu erforschen, sondern auch ihre Erreger innerhalb und außerhalb des Körpers wirksam zu vernichten. Und hier hat das jüngste Kind der Bakteriologie, die Immunitätsforschung, Großes geleistet, indem sie uns einen Einblick gestattete in die geheimnisvolle Werkstätte der tierischen Zelle, deren spezifische Arbeit im Kampfe gegen die eingedrungenen feindlichen Mikroorganismen uns wirksame Schutz- und Heilstoffe liefert, die der Chemiker nicht herzustellen vermag. Diese Schutz- und Heilstoffe der tierischen Zelle, die in der Blutflüssigkeit sich anhäufen, sind nach BEHRINGs großer Entdeckung die Immunsera, die, dem kranken Körper einverleibt, die Körperzellen nicht schädigen, wohl aber auf die betreffenden Mikroorganismen und ihre Gifte ihre spezifische deletäre Wirkung ausüben.

So sind wir heute in der glücklichen Lage, eine Reihe der wichtigsten Seuchen wirksam zu bekämpfen. Ich erinnere nur an die Diphtherie, den Wundstarrkrampf, den Rotlauf, die Schweinepest, die Rinderpest und viele andere.

Leider hat diese ideale Therapie die auf sie gesetzten Hoffnungen nicht restlos erfüllt, denn bei der Produktion von Schutz- und Heilstoffen läßt uns bei vielen, besonders chronischen Infektionskrankheiten die Körperzelle im Stich — oder versagt vollkommen.

Wo die tierische Zelle versagt, müssen wir selbst an die Arbeit gehen. Wir müssen chemische Stoffe ausfindig machen, welche die Parasiten im Körper abtöten, ohne ihn selbst zu schädigen. Das ist das Ziel und die Aufgabe der Chemotherapie. Und der Tierversuch legt dazu die Grundlage, wenn sich auch seine Ergebnisse nicht immer auf den Menschen restlos übertragen lassen.

Es ist verständlich, daß schon ROBERT KOCH und VON BEHRING nach der Entdeckung der bakteriellen Seuchenerreger die mit diesen infizierten Tiere durch bestimmte Desinfektionsmittel zu heilen versuchten; aber die Ergebnisse waren völlig negativ, weil die relative Giftigkeit der betreffenden Substanzen für den Makroorganismus in der Regel größer war als für den Mikroorganismus. Erst in neuerer Zeit sind, abgesehen von den von MORGENROTH gefundenen Hydrochininverbindungen, dem Optochin, Vucin und Eucupin, die im Tierversuch bei Pneumokokken, und dem Typoflavin und Rivanol (Akridinderivaten), die eine gewisse tiefenantiseptische Wirkung zeigten, von KLARER, MIETSCH und DOMAGK im Prontosil, einer sulfonamidhaltigen Azoverbindung, und seinen verschiedenen Abwandlungen Präparate ausfindig gemacht, die, wie wir noch sehen werden, bei den verschiedensten bakteriellen Infektionserregern ohne Schädigung der Körperzelle therapeutisch sich als überaus wirksam erwiesen haben.

Ihren eigentlichen erfolgreichen Ausgang aber nahm die Chemotherapie von der Bekämpfung der Protozoenkrankheiten, deren Erreger in der Regel viel empfindlicher sind als die Zellen des tierischen Organismus, und wo man, wie erwähnt, schon vor der Entdeckung ihrer Erreger — wie bei der Malaria und Syphilis — rein empirisch wirksame Mittel gefunden hatte.

Nach den ersten mehr oder weniger erfolgreichen Versuchen mit verschiedenen Farbstoffen wie Methylenblau, Trypanrot, Trypanblau (EHRLICH, SHIGA), Parafuchsin (EHRLICH, WEBER, KRAUSE), Tryparosan und Trypaflavin (BENDA, EHRLICH) an mit Trypanosomen infizierten Mäusen erlangte die Chemotherapie aber erst eine praktische Bedeutung durch die Entwicklung der Arsentherapie, die von der von THOMAS und BREINL 1904 entdeckten trypanoziden Wirkung des organischen Arsenpräparates Atoxyl ihren Ausgang nahm, mit dem kurz darauf AYRES KOPKE und besonders ROBERT KOCH auf seiner Schlafkrankheitsexpedition (1906) bei systematischer Erprobung an einem großen Krankenmaterial in Afrika bedeutsame Erfolge erzielten. Die Berichte von ROBERT KOCH, die auf mich einen ungeheuren Eindruck machten und von denen ich damals als Direktor im Reichsgesundheitsamt aus erster Quelle Kenntnis erhielt, waren für mich die Veranlassung, mich überhaupt mit der Chemotherapie experimentell zu beschäftigen, und seitdem bin ich diesem Forschungsgebiet, das sich hauptsächlich auf die Arsen- und Antimontherapie erstreckt, treu geblieben.

II.

Um mir selbst über die trypanozide Wirkung des Atoxyls ein Urteil zu bilden, wählte ich — da mir die Trypanosomen der Schlafkrankheit nicht zur Verfügung standen — den Erreger einer anderen Trypanosomenkrankheit, und zwar der Beschälseuche der Pferde, einer Geschlechtskrankheit, die mit Geschwüren und Schwellung an den Genitalien, Haarausfall, Kachexie und Lähmungen einhergeht. Nachdem ich mich von der ausgezeichneten Schutz- und Heilwirkung des Atoxyls bei mit diesen Trypanosomen infizierten Tieren (Ratten, Mäusen, Kaninchen, Hunden und Pferden) überzeugt hatte (Abb. 1—5), ging ich dazu über, das Atoxyl auch bei anderen Protozoenkrankheiten in Anwendung zu ziehen. Unter Berücksichtigung der von Schaudinn allerdings fälschlicherweise behaupteten nahen Verwandtschaft der Trypanosomen mit den Spirochäten wählte ich die Spirillose der Hühner, eine Krankheit, die als schwere Allgemeininfektion mit Fieber, Durchfällen, Krämpfen und Lähmungen meist in wenigen Tagen zum Tode führt. Es zeigte sich die überraschende Tatsache, daß diese schwere Krankheit vielfach schon mit einer einzigen Einspritzung von Atoxyl geheilt werden kann, indem die im Blut in kolossalen

Mengen vorhandenen Spirochäten innerhalb kurzer Zeit schlagartig verschwinden und die Tiere einen völlig munteren Eindruck machen. Ebenso eklatant war die präventive Wirkung und die im Anschluß daran sich entwickelnde Immunität (eine „therapeutische Immunisierung"). So war in diesem eindrucksvollen Modellversuch (UHLENHUTH, GROSS und BICKEL) zum erstenmal (24. 1. 1907) der praktisch bedeutsame Nachweis erbracht, daß auch eine durch Spirochäten bedingte tödliche Allgemeinerkrankung durch ein organisches Arsenpräparat heilbar ist (Abb. 6—9). Damit war die kausale Therapie der Spirochätenkrankheiten begründet, und die verheerende Hühnerseuche hat durch die Atoxylbehandlung ihre Schrecken verloren.

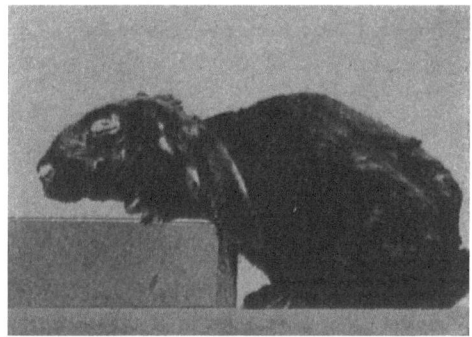

Abb. 1. Beschälseuchekrankes Kaninchen.

Unsere nächste Aufgabe war es nun, diese Versuche auf die Behandlung der menschlichen Spirochätenkrankheiten, wie z. B. Rückfallfieber und vor allem die Syphilis auszudehnen. Solche Versuche wurden von uns

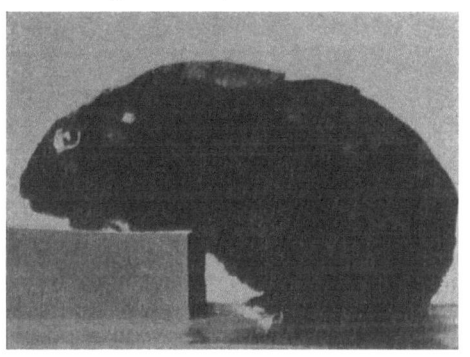

Abb. 2. Das gleiche Kaninchen, durch Atoxyl geheilt.

sofort in Angriff genommen und wir konnten in unserer Arbeit vom 24. 1. 07 bereits mitteilen, daß sie „im Gange seien".

Nach erfolgreichen, auf unsere Veranlassung angestellten Versuchen von GLAUBERMANN bei einer schweren Epidemie von europäischen Rückfallfieber in Moskau (1906/07) — während unsere Versuche an Ratten und Mäusen auf die es uns mit HAENDEL gelang, die Krankheit zu übertragen, ebenso wie die von BREINL und KINGHORN beim Tick-fever negativ verliefen —, konnten wir das Atoxyl auch bei Syphilis mit Erfolg in Anwendung ziehen. Es gelang uns dann auch (mit HOFFMANN, ROESCHER, WEIDANZ und LÖHE) bei der Impfsyphilis der Affen (METSCHNIKOFF, ROUX) und der experimentellen Augensyphilis des Kaninchens (BERTARELLI) eine heilende und schützende Wirkung des

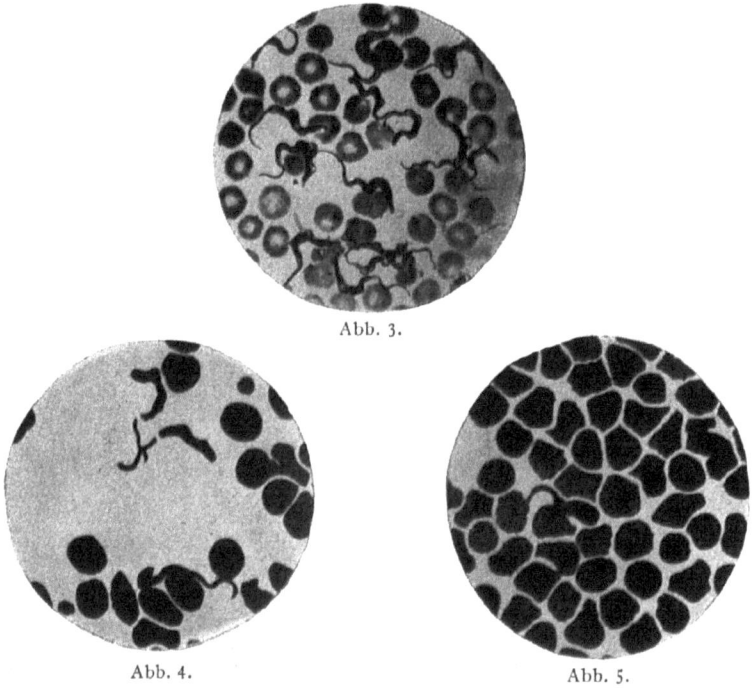

Abb. 3.

Abb. 4. Abb. 5.

Abb. 3—5. Heilwirkung des Atoxyls im mikroskopischen Blutpräparat.
(Beschälseuche der Ratte.)

Atoxyls festzustellen (Abb. 10 und 11) und auch bei der menschlichen Syphilis konnte eine eklatante Heilwirkung auf die syphilitischen Krankheitserscheinungen von uns in der LESSERschen Klinik beobachtet werden, welche bei den malignen Formen besonders deutlich war, und es konnten vor allem auch Fälle geheilt werden, die auf Quecksilber und andere Mittel nicht reagiert hatten. Auch konnte beim Menschen wie bei unseren Tierversuchen eine ausgesprochene präventive Wirkung (durch METSCHNIKOFF, SALMON und HALLOPEAU) festgestellt werden. Da sich das Atoxyl auch bei den malignen und auf Quecksilber und andere Mittel nicht reagierenden Formen besonders wirksam erwies, wäre man damals wohl bei dem

— 46 —

Entwicklung und Ergebnisse der Chemotherapie. 9

dem Quecksilber weit überlegenen Atoxyl in der Syphilisbehandlung stehen geblieben, wenn nicht die Beobachtungen von ROBERT KOCH über hier und da nach größeren Dosen bei der Behandlung

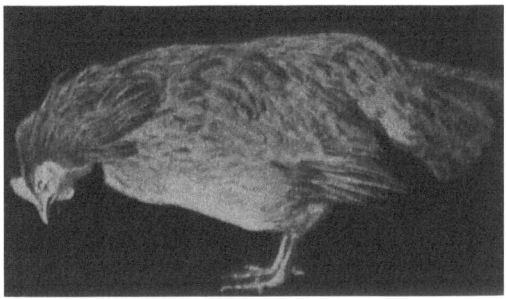

Abb. 6. Mit Hühnerspirochäten infiziertes, unbehandeltes Huhn (schwer krank).

der Schlafkrankheit aufgetretenen Augenschädigungen die allgemeine Einführung des Atoxyls in die Therapie der Syphilis verhindert hätten. Ich versuchte daher sofort das Atoxyl zu verbessern und gelangte mit MANTEUFEL auf Grund eingehender

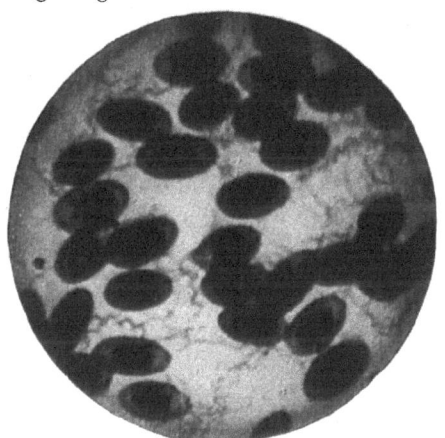

Abb. 7. Blutpräparat von diesem Huhn (Spirochäten).

tierexperimenteller Arbeiten zu einem Kombinationspräparat, dem atoxylsauren Quecksilber (UHLENHUTH und MANTEUFEL, 1908), dessen — dem Atoxyl weit überlegene — Wirkung besonders schön am syphilitischen Kaninchen demonstriert werden konnte (Abb. 12 und 13), nachdem es uns inzwischen mit MULZER gelungen war, durch systematische Hodenpassagen (PARODI) das syphilitische

Virus diesen Tieren so anzupassen und in seiner Virulenz so zu steigern, daß ein in seiner lokalen Schankerbildung und seiner

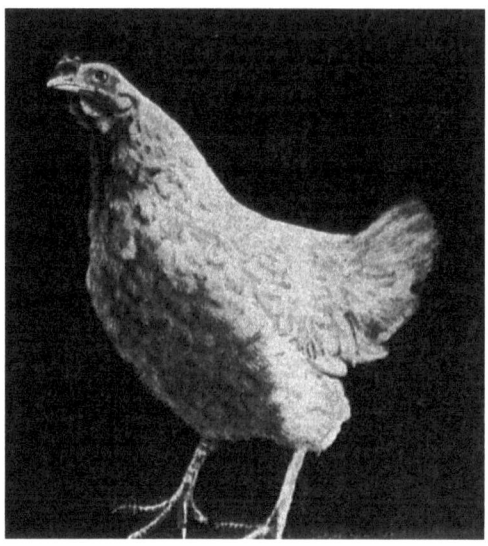

Abb. 8. Ebenso wie unter 6 infiziert aber gleichzeitig mit Atoxyl behandelt (gesund).

allgemeinen Durchseuchung der menschlichen Syphilis äußerst ähnliches Krankheitsbild entstand[2].

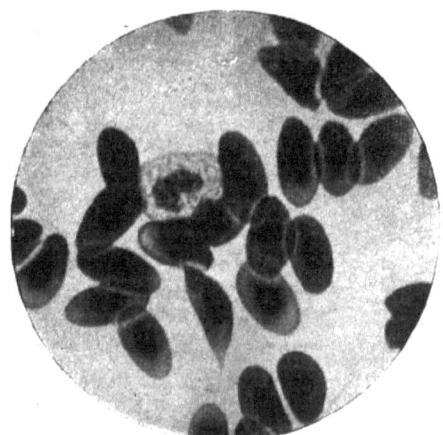

Abb. 9. Blutpräparat von diesem Huhn völlig frei von Spirochäten.

Alle diese schweren Erscheinungen konnten mit Atoxyl und besonders dem atoxylsauren Quecksilber in kurzer Zeit geheilt

[2] Abbildung siehe UHLENHUTH u. GROSSMANN: Arch. Derm. (D.) Bd. 52.

werden. — Es ist klar, daß diese Art der Syphilisübertragung auf das Kaninchen für die gesamte experimentelle

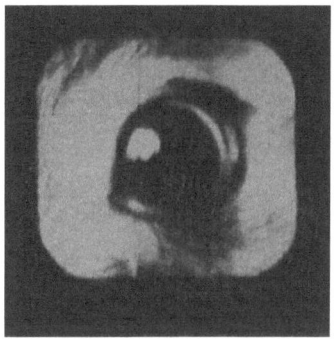 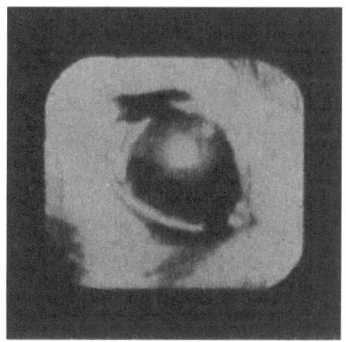

Abb. 10. In die Kornea mit Syphilis geimpftes Kaninchen, gleichzeitig mit Atoxyl behandelt (Kornea normal geblieben).

Abb. 11. Kontrolle (ohne Atoxyl). Schwere Keratitis.

Syphilisforschung und besonders für die Entwicklung der Chemotherapie der Syphilis als besonderer Fortschritt bezeichnet werden muß, da man nunmehr in der Lage war, Heilmittel am

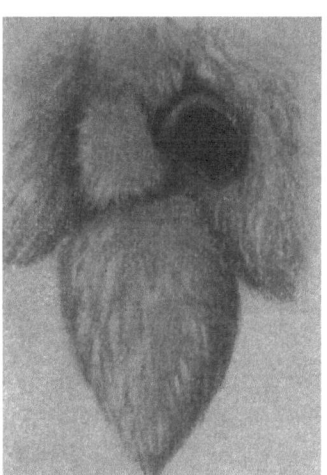 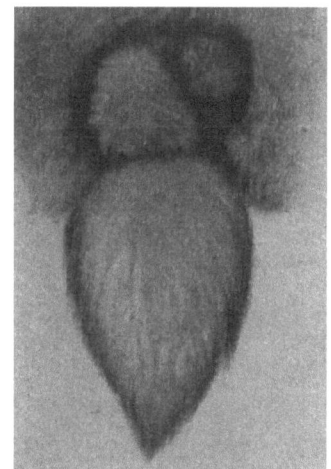

Abb. 12.   Abb. 13.
Abb. 12 u. 13. Ausgeprägter Hodenschanker vor und nach der Behandlung mit Atoxyl bzw. atoxylsaurem Hg.

Kaninchen auf exakter wissenschaftlicher Basis auszuwerten. Die Affensyphilis und die ganz lokal beschränkte Augensyphilis des Kaninchens waren für solche Versuche wenig geeignet.

So war durch die Versuche mit atoxylsaurem Quecksilber, das sich auch bei unseren Beobachtungen am Menschen — ohne Augenschädigungen — gut bewährt hat, die **heute geübte Kombinationstherapie von Quecksilber und Arsen** experimentell von uns begründet (1908).

Und so können denn diese umfangreichen in den Jahren 1906 bis 1908 systematisch von uns ausgeführten zahlreichen Arbeiten als die **experimentelle Grundlage für die Arsenbehandlung der Spirochätenkrankheiten, besonders der Syphilis**, betrachtet werden (s. auch A. NEISSER).

Hier setzen dann erst die Arbeiten von EHRLICH ein. Nachdem ich ihm in meinem Laboratorium unsere geheilten Tiere demonstriert und ihm auf seinen Wunsch ein syphilitisches Tier zur Verfügung gestellt hatte, fing auch er an — ich habe Grund, das im Interesse der historischen Wahrheit besonders zu betonen —, sich mit der Chemotherapie der Spirillosen zu beschäftigen. Indem EHRLICH die Konstitutionsformel des Atoxyls, das man als meta-arsensaures Anilid aufgefaßt hatte (BÉCHAMP 1863), als p-aminophenylarsinsaures Na (mit BERTHEIM) richtig erkannte und damit die Bahn für weitere Synthesen freimachte, gelangte er — ebenfalls in der Absicht, das Atoxyl zu verbessern — schließlich durch chemische Modellierung — mit einem großen Stab von Chemikern — über das Arsacetin und zahlreiche nach bestimmten Gesichtspunkten substituierte Verbindungen zu dem Arsenophenylglycin und zahlreichen anderen Arsenobenzolen, schließlich zu dem optimal wirksamen **Salvarsan** (1910), das er mit HATA in gleicher Weise, wie wir es getan hatten, an spirillosekranken Hühnern und syphilitischen Kaninchen auswertete (1909 bis 1910). So hat sich der **Tierversuch am Kaninchen**, der auch sonst — wie wir zeigen konnten — für die Erforschung der Syphilis von fundamentaler Bedeutung geworden ist, auch für die **Heilung des Menschen** als unentbehrlich erwiesen, und wenn von hervorragenden Dermatologen in allen Kulturländern ein hoch erfreulicher Rückgang der Syphilis auf die allgemeine Anwendung der organischen Arsenpräparate zurückgeführt wird, so verdanken wir den für die Menschheit so gewaltigen Fortschritt letzten Endes diesen in ihrem Werdegang skizzierten, systematisch durchgeführten Versuchen am Kaninchen.

Besonders eindrucksvoll zeigte sich dann die schon beim Atoxyl von uns festgestellte spirillizide Wirkung des Salvarsans bei dem in Ost- und Südosteuropa und in den Tropen vorkommenden Rückfallfieber, das vielfach mit einer Einspritzung geheilt werden konnte, sowie auch bei der in heißen Ländern verbreiteten „Schwester der Syphilis", der Framboesie (Abb. 14). Ganze

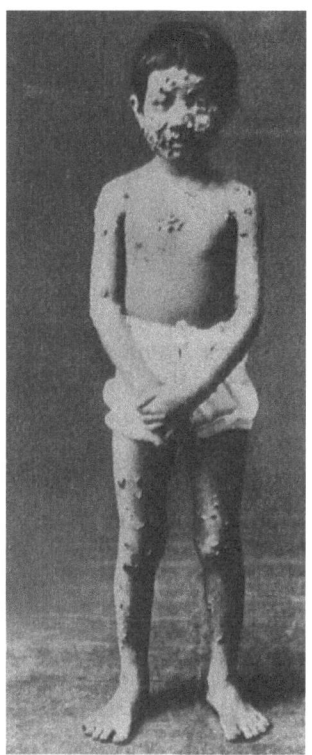 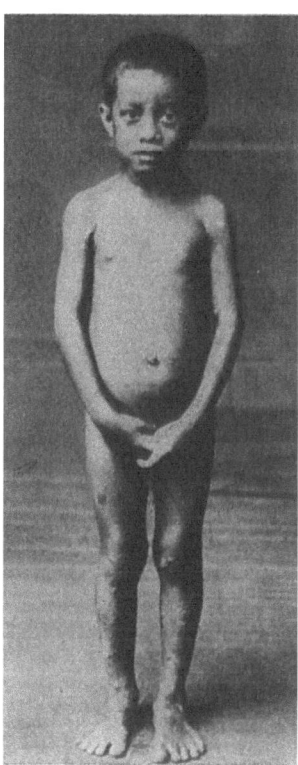

Abb. 14. Framboesie vor und nach der Behandlung mit Neosalvarsan.

Framboesiespitäler (Surinam), welche jährlich Tausende von Kranken beherbergten, konnten geschlossen werden, weil alle Patienten in kürzester Zeit mit Salvarsan[3] geheilt waren. Welch unermeßlichen Segen das für die von dieser furchtbaren Krankheit heimgesuchten Länder bedeutet, liegt auf der Hand. Kein Wunder, daß der Eindruck dieser zauberhaften Wirkung der organischen Arsenpräparate zu dem unbegrenzten Vertrauen der Schwarzen zu unseren deutschen Ärzten in unseren früheren Kolonien beigetragen hat.

[3] Neuerdings in Kombination mit Wismut.

III.

Die bedeutsame trypanozide und besonders spirillizide Wirkung, welche beim Arsen durch seine Bindung an den Benzolkern von uns am Atoxyl festgestellt wurde, legte mir schon frühzeitig (1907) den Gedanken nahe, ähnliche Antimonverbindungen in Gestalt der Stibinsäure herzustellen, um zu überlegenen Antimonheilmitteln bei Syphilis und Schlafkrankheit zu gelangen.

Diese Absicht scheiterte zunächst daran, daß die Chemie nicht in der Lage war, solche Präparate herzustellen. Es gelang damals nur, ein atoxylsaures Antimon („Antimonatoxyl"), ein relativ wirksames trypanozides und spirillizides Antimonpräparat, herzustellen.

Vom Antimon selbst war übrigens in dieser Zeit noch nicht viel die Rede. Das Antimon hat — wenn auch vielfach bekämpft — besonders im Mittelalter eine umfangreiche Anwendung gefunden, die hauptsächlich auf Theophrastus Paracelsus und auf die bekannte Schrift von Basilius Valentinus: „Der Triumphwagen des Antimons" (1604) zurückzuführen ist. Demgegenüber schreibt Penzoldt (1908) über das Antimon: „entbehrlich, da es ein zwar wirksames, aber unzweckmäßiges Brechmittel — Tartarus stibiatus — liefert". Gerade in dieser Zeit, da dieses vernichtende Urteil gefällt wurde, kam der steckengebliebene „Triumphwagen des Antimons" von neuem ins Rollen; denn Plimmer und Thomson (1907) hatten die interessante Beobachtung gemacht, daß nach Einspritzung von Brechweinstein bei künstlich mit Nagana und Surra infizierten Ratten die Trypanosomen schnell, wenn auch nur kurzdauernd, aus der Blutbahn verschwinden. Auch von Salmon (1908) war über eine gewisse spirillizide Wirkung des Tartarus stibiatus berichtet worden.

Auch bei natürlichen menschlichen und tierischen Trypanosomenkrankheiten (Schlafkrankheit, Tsetse) waren inzwischen beachtenswerte Erfolge erzielt worden (Broden und Rodhain, Manson, Mayer, Holmes u. a.). Und auch bei einigen anderen sehr verbreiteten und gefährlichen Tropenkrankheiten, wie bei der Leishmaniose, bei Kala-azar (Vianna 1913, di Christina und Caronia 1915, Roger, Muir), bei venerischem Granulom (Vianna) und Bilharziosis (Mc. Donagh, Christopherson) hatte Brechweinstein sich als wirksam erwiesen.

Bei der nun in großem Umfange in allen Erdteilen einsetzenden Behandlung mit Tartarus stibiatus stellten sich aber bald sehr schwerwiegende Mißstände heraus, indem nicht nur die wenig haltbaren Lösungen wegen der eintretenden Nekrosen nur intravenös eingespritzt werden konnten und daher für die Massenbehandlung ungeeignet waren, sondern auch weil tausende von Patienten durch die üblen Nebenwirkungen des Brechweinsteins (Übelkeit, Erbrechen, Hustenanfälle, Lungenentzündungen, Herz- und Leberschädigungen) sehr geschädigt wurden und viele daran zugrunde gingen. Von Seiten der Tropenärzte wurde daher die Herstellung wirksamerer, gut verträglicher Antimonpräparate auf das Dringendste gefordert. So gewann die von uns in Angriff genommene Herstellung neuer organischer Antimon-Präparate eine besonders aktuelle Bedeutung.

Erst durch die fruchtbare, durch den Weltkrieg leider mehrfach unterbrochene Zusammenarbeit mit der chemischen Fabrik v. HEYDEN und später mit den IG. Farben und ihrem bewährten Chemiker HANS SCHMIDT, der neue Synthesen durchführte, gelang es, zu den gewünschten Antimonpräparaten zu kommen. So wurden in enger Zusammenarbeit zwischen chemotherapeutischer Prüfung und chemischer Synthese (UHLENHUTH, KUHN und SCHMIDT) 5wertige und 3wertige Antimonpräparate auf ihre Wirksamkeit zunächst bei verschiedenen mit Trypanosomen und Spirochäten infizierten Tieren, später auch bei Kala-azar des Hamsters, Bartonellen-Anämie der Ratte und Vogelmalaria ausgewertet. Von den Hunderten von Präparaten, die im Laufe der Jahre in dieser Weise geprüft wurden, will ich hier nur die wichtigsten anführen, die sich in der Praxis bereits bewährt haben.

Das erste durch Diazosynthese von SCHMIDT dargestellte, dem Atoxyl analog zusammengesetzte Präparat war das Paraminophenyl-stibinsaure Natrium, das wenig haltbare, wenig wirksame, aber ziemlich giftige Stibamin (I) (UHLENHUTH, SCHMIDT und HÜGEL 1913).

Durch Substitution in der Aminogruppe ergaben sich besser wirksame Präparate, vor allem die stabilere Acetylverbindung, das para-acetyl-amino-phenyl-stibinsaure Natrium = Stibenyl (II) (Stibacetin). (1915 von CARONIA zuerst geprüft.)

Durch Substitution des Chlors in der Metastellung (am Benzolkern selbst) wurde in dem metachlor-para-acetyl-amino-phenylstibinsauren Natrium = Stibosan (III) ein weiterer Fortschritt erzielt. (1923 von NAPIER zuerst geprüft.)

Zur zweiten Gruppe gehören das von dem erwähnten, sehr labilen Stibamin abgeleitete Diäthylaminsalz des Stibamins (IV) (693) (UHLENHUTH, KUHN und SCHMIDT) und das auf

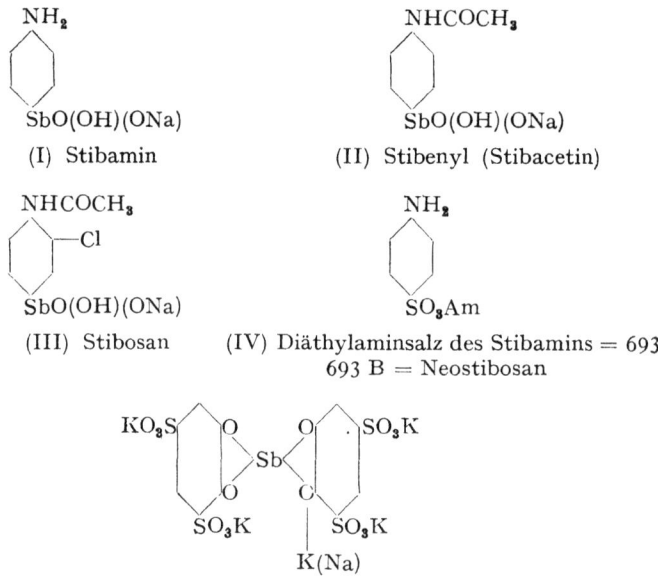

(V) K(Na) Antimosan (Neoantimosan = Fuadin)

komplexchemischem und kolloidchemischem Wege von H. SCHMIDT und EICHHOLTZ verbesserte, weniger giftige Neostibosan (693B). (NAPIER 1927/28.)

Zur dritten Gruppe gehören das 3wertige mit einem Brenzkatechinderivat als Komplexbildner dargestellte Antimosan (das brenzkatechin-disulfonsaure Kali), das im Gegensatz zum Brechweinstein neutral reagiert, beständig und weniger giftig, aber wirksamer ist, und das nach Ersatz des Kaliums durch Natrium noch besser verträgliche Neoantimosan (V), das dem König FUAD von Ägypten zu Ehren benannt ist und als ,,Fuadin" in den Handel kommt.

Von einer vierten Gruppe, den Kombinationspräparaten von Arsen und Antimon, soll später die Rede sein.

Diese drei zuerst genannten Gruppen zeichnen sich zunächst dadurch aus, daß sie alle die üblen Nebenwirkungen des Tartarus stibiatus verloren haben und eine bedeutend größere Wirksamkeit besitzen. Dabei zeigt sich, daß die letalen und wirksamen Dosen im allgemeinen bei den 3wertigen Verbindungen niedriger liegen als bei den 5wertigen, und daß nach Behandlung mit den 5wertigen die Trypanosomen erst nach ein bis mehreren Tagen verschwinden, bei den 3wertigen aber schon nach etwa 3 Stunden. Die Wirkungsweise der 5wertigen Verbindungen (Stibenyl, Stibosan usw.) war also eine andere als die der 3wertigen (Brechweinstein, Antimosan, Fuadin).

Wenn wir die therapeutischen Ergebnisse bei den einzelnen Krankheiten im Zusammenhang mit unseren tierexperimentellen Ergebnissen näher betrachten, so sind wir, wie gesagt, im Anschluß an unsere Arbeiten über die organischen Arsenpräparate in erster Linie davon ausgegangen, für Trypanosomen- und Spirochätenkrankheiten wirksamere Mittel ausfindig zu machen. Was die natürlichen Trypanosomenkrankheiten, besonders die Schlafkrankheit, anbetrifft, so ist keines der neuen Antimonpräparate für sich allein als ausreichendes Heilmittel anzusehen. Wenn auch das inzwischen entdeckte Germanin (Bayer 205 Naganol), wie wir noch sehen werden, als zuverlässiges Heilmittel, besonders bei frischen Fällen der Krankheit, anzusehen ist, so scheinen doch die Arsenikalien (Atoxyl, Tryparsamid) und besonders die Antimonbehandlung — die schon früher in Gestalt von Tartarus stibiatus einen wichtigen Faktor in der Bekämpfung der Schlafkrankheit darstellte —, nach KLEINE und FISCHER nicht ganz entbehrlich geworden zu sein, besonders bei Arzneifestigkeit gegen das primäre Heilmittel bzw. für die Kombinations- oder Nachbehandlung.

Noch viel mehr trifft das zu für bestimmte Trypanosomenkrankheiten der Tiere, besonders die Tsetsekrankheit, wobei die Kombinationsbehandlung (nach KLEINE und FISCHER) mit Antimon — besonders Antimosan — von ganz besonderer Bedeutung ist.

Auch bei der Therapie der Spirochätenkrankheiten stehen die neuen Antimonpräparate den Arsenpräparaten im allgemeinen nach.

Ganz besonders segensreich haben sich aber die neuen Antimonpräparate bei verschiedenen anderen Tropenkrankheiten erwiesen. In erster Linie bei den Leishmaniosen, deren Erreger auch Protozoen sind und den Trypanosomen besonders nahe stehen, und wobei sich deshalb unser Modellversuch an mit Trypanosomen infizierten Tieren — später auch bei der Kala-azar des Hamsters — (ROEHL) als sehr wertvoll erwies. Diese Krankheit kommt in den tropischen Ländern in verschiedenen Formen vor. Entweder handelt es sich um die als Orient- oder Aleppobeule bekannte bzw. um die mit ausgedehnten Geschwüren der Haut oder Schleimhaut und Zerstörung der Nase und des Rachens einhergehende brasilianische Form der Hautleishmaniose oder um die in den Mittelmeerländern, in Indien und China auftretende durch Sandfliegen übertragene Splenomegalie (Kalaazar), die mit Fieber, Milztumor, Leberschwellung, Haut- und Schleimhautblutung, dysenterischen Erscheinungen und Kachexie einhergeht und besonders bei der schweren indischen Form meist zum Tode führt. Vor der Einführung der Antimontherapie erlagen bis 98% der Erkrankten der Infektion (CARONIA, ROGERS, NAPIER). Die von VIANNA 1913, CHRISTINA, CARONIA, ROGERS und MUIR 1915 entdeckte Heilwirkung des Brechweinsteins bedeutete daher einen gewaltigen Fortschritt (da nunmehr in 80% der Fälle Heilung erzielt wurde), jedoch mußte die Anwendung des Brechweinsteins mit den gefährlichen, bereits erwähnten Nebenwirkungen und einer fast 3 Monate langen Kur mit 30—40 intravenösen Injektionen (jeden 2. Tag) erkauft werden.

Angeregt durch unsere ersten experimentellen Arbeiten (UHLENHUTH, MULZER und HÜGEL 1912/13) über die günstige therapeutische Wirksamkeit des Stibenyls (1913) hat dann 1916 zuerst CARONIA in Italien dieses Mittel bei der Kala-azar der Kinder, das er ohne Schädigung auch intramuskulär einspritzen konnte — an Stelle des Tartarus stibiatus mit Erfolg in der Praxis angewandt. Gleich günstige Resultate wurden bei der Behandlung der Kinder-Kala-azar in anderen Ländern (Spanien, Frankreich, Rußland und England), erzielt. An Stelle des Stibenyls, das sich bei der indischen Kala-azar der Erwachsenen aus ungeklärten Gründen zunächst nicht recht bewährt hatte (MACKIE, NAPIER), trat dann in Indien das im Tierversuch von uns erprobte noch wirksamere Stibosan, mit dem der bekannte Tropenarzt NAPIER vom Tropen-Institut in Kalkutta sehr günstige Ergebnisse erzielte (1923—1926). Die weiteren Erfahrungen in Indien zeigten jedoch, daß das Stibosan noch verbesserungsfähig war. Diese Erkenntnis führte auf Grund unserer tierexperimentellen Untersuchungen zur Auffindung des Präparates 693 —

des Diäthylaminsalzes der Para-amino-phenyl-Stibinsäure —, das sich ausgezeichnet bewährt hat. Es wurde daher von der indischen Kala-azar-Kommission in Kalkutta im Jahr 1927 als das beste derzeitige Mittel gegen Kala-azar bezeichnet (s. auch GRAHAM). Später aber fand das — wie oben ausgeführt — von

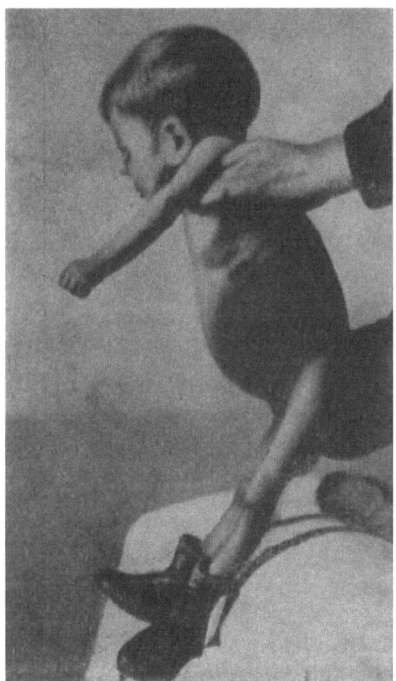 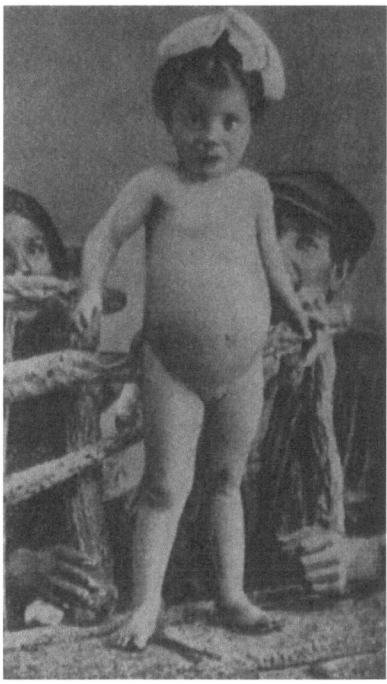

Abb. 15. Kala-azar, schwerkrankes Kind vor und nach der Behandlung mit Stibosan bzw. Neostibosan.

SCHMIDT und EICHHOLTZ und ROEHL noch mehr entgiftete und haltbarere Neostibosan (693 b) allgemeine Verwendung. Die Heilerfolge mit diesem in seiner Wirksamkeit auch bei der Hamster-Kala-azar erfolgreich geprüften Präparat waren nach Napiers umfangreichen Versuchen überraschend günstig. Denn selbst die schwersten Fälle von Kala-azar, die sonst in 98% tödlich waren, konnten mit etwa 8 intramuskulären oder intravenösen Injektionen (= 2,3 g) in etwa 8—12 Tagen fast restlos geheilt werden, so daß die Sterblichkeit von 98% auf 2% heruntergedrückt wurde, während früher eine gefährliche Kur mit Brechweinstein 2 bis 3 Monate dauerte und die Zahl der Todesfälle dabei immer noch 12—25% betrug.

Angesichts der weiten Verbreitung der Seuche besonders unter der ärmsten Bevölkerung, an der allein in Bengalen früher etwa 1 Million Menschen litten und starben, ist dieses Heilmittel als ein Fortschritt von weittragender Bedeutung anzusehen; es ist auf Grund der Erfahrungen des Tropeninstituts in Kalkutta diese

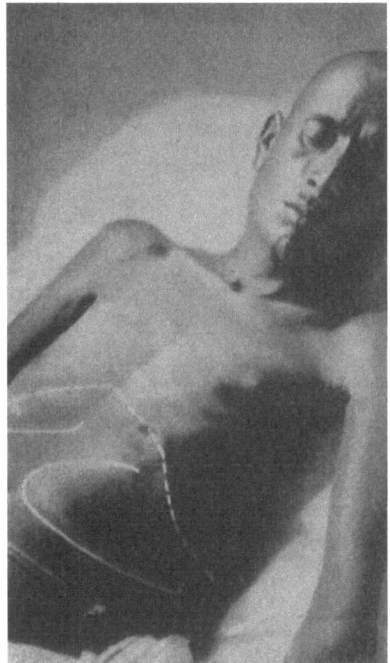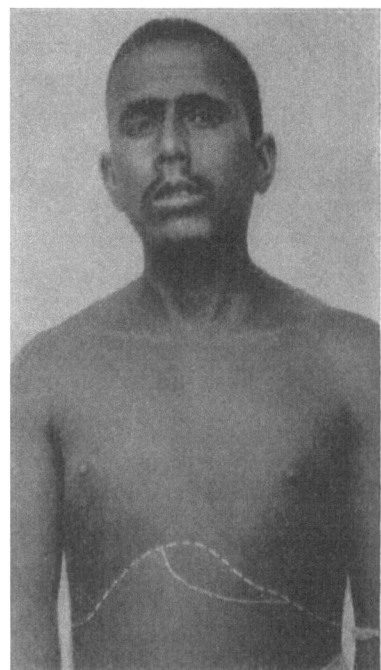

Abb. 16. Kala-azar (schwerkrank) (starke Lebervergrößerung) vor und nach der Behandlung mit Neostibosan.

Heilwirkung der neuen Antimon-Präparate als „einer der größten Fortschritte in der Tropenmedizin in diesem Jahrhundert" bezeichnet worden (Abb. 15 und 16).

Neuerdings ist noch das nach den Tierversuchen von SCHMIDT und KIKUTH ebenso wirksame Solustibosan — Hexonsäureverbindung des 5wertigen Antimons — hinzugekommen, das auch in Lösung haltbar ist, wegen seiner Ungiftigkeit besonders auch für die Massenbehandlung empfohlen wird (KIKUTH) und sich nach den Erfahrungen von STRUTHERS und LIN, YATES, NAPIER auch bei der sonst schwer zu beeinflussenden Kinder-Kala-azar gut bewährt hat.

Ähnliche Heilwirkungen wurden mit unseren Präparaten bei der Orientbeule (Aleppo-Beule) und bei der mit furchtbaren Zerstörungen der Haut und Schleimhaut einhergehenden brasilianischen Haut- und Schleimhautleishmaniose erzielt (Abb. 17 und 18).

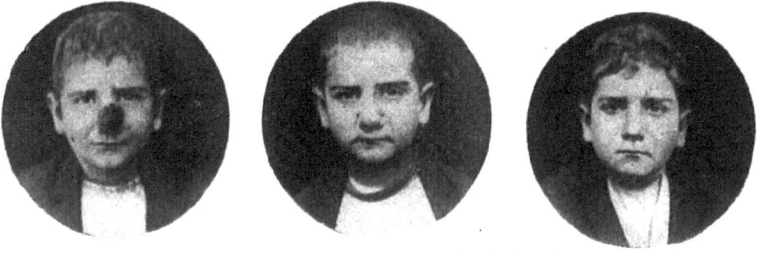

Abb. 17. Orientbeule vor, während und nach der Behandlung mit Antimosan bzw. Neoantimosan (Fuadin).

Nicht minder wertvoll haben sich unser 3wertiges Antimosan und das Neoantimosan (Fuadin) bei diesen Krankheiten, sowie auch bei der durch einen von dem deutschen Arzt THEODOR BILHARZ entdeckten Wurm hervorgerufenen Bilharzia-

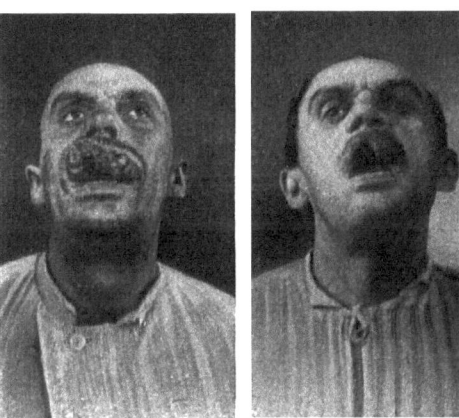

Abb. 18. Schleimhautleishmaniose vor und nach der Behandlung mit Neoantimosan (Fuadin).

Krankheit erwiesen, die besonders durch schwere Blasenblutungen gekennzeichnet ist. Von 19 Millionen Einwohnern Ägyptens sollen 14 Millionen mit dem Wurm behaftet sein. 97% konnten mit dem zu Ehren des Königs FUAD von Ägypten genannten Fuadin geheilt werden.

Auch beim venerischen Granulom, einer in den warmen Ländern vorkommenden Geschlechtskrankheit, sowie besonders auch bei Lungen- und Leberegelaffektion der Hunde, Katzen und Menschen hat sich dieses Präparat — nach den schönen Untersuchungen von EICHHOLTZ, SZIDAT und EHRHARDT — ausgezeichnet bewährt.

Dazu sei bemerkt, daß damit in der Katze ein geeignetes Modelltier zur vergleichsweisen Prüfung der wurmwirksamen Antimonpräparate und ihrer Kombinationen gefunden wurde. —

Arsen und Antimon, chemisch und pharmakologisch so nahe verwandt, zeigen auch therapeutische Ähnlichkeit und doch auch wieder eine große Verschiedenheit. Beide haben einen großen Streukegel in ihrer Wirkung, indem sie nicht nur gegen einen, sondern gegen mehrere, nicht bloß verwandte, sondern ganz verschiedene Parasiten wirken, und ihre Streukegel decken sich erfreulicherweise nur teilweise, z. B. in ihrer Wirkung auf Trypanosomen und Spirochätenkrankheiten. Fest steht, daß der Wirkungsbereich von Arsen und Antimon verschieden ist, daß sie sich in wertvoller Weise ergänzen, und daß, wie die Erfahrung lehrt, beide Mittel an verschiedenen Punkten angreifen. So sehen wir, daß wir die Wirkung des Atoxyls bei der Schlafkrankheit des Menschen und den anderen Trypanosomenkrankheiten der Tiere durch Kombination mit Brechweinstein (UHLENHUTH und WOITHE, 1908) und besonders unseren neuen Antimonpräparaten steigern können und daß atoxylfeste Trypanosomenstämme durch Brechweinstein und andere Antimonpräparate noch wirksam beeinflußt werden können (MESUIL und BRIMONT, HALBERSTÄDTER, MANSON, M. MAYER, KÉRANDEL).

Unsere Erfahrungen mit dem Kombinationspräparat Antimonatoxyl bei experimentellen Trypanosomenkrankheiten und die genannten praktischen Ergebnisse bei der Behandlung der Schlafkrankheit sowie auch die erwähnten experimentell begründeten Ergebnisse bei der Behandlung der Syphilis mit atoxylsaurem Hg haben uns immer wieder auf die Kombinationstherapie hingewiesen. Ganz besonders haben wir uns bemüht, die im Arsen und Antimon schlummernden Heilkräfte in optimaler Form in einem Präparat zu vereinigen, wobei uns auch die anerkannt roborierende und Antikörper stimulierende Wirkung dieser beiden Mittel von Bedeutung zu sein schien. Auch EHRLICH hat bereits zusammen mit KARRER bei seinen Salvarsanarbeiten diesen Weg beschritten und Arseno-stibino-Verbindungen hergestellt, diesen Weg aber als wenig aussichtsreich wieder verlassen.

Wir haben nun in umfangreichen Versuchen derartige, zunächst dem Salvarsan verwandte Kombinationspräparate — die die vierte Gruppe darstellen — in den Kreis unserer Untersuchungen gezogen (UHLENHUTH und HÜGEL, SEIFFERT usw.). Unter diesen haben mehrere Präparate — 283 (481) und 246 (489) — bei experimenteller Kaninchensyphilis eine beachtenswerte Heilwirkung gezeigt, die sich dann auch bei Trypanosomenkrankheiten und Rekurrens als besonders wirksam erwiesen haben und, gemessen am therapeutischen Index, die reinen Arsen- und Antimonpräparate an Heilwirkung übertrafen.

$$\underset{\underset{OH}{NH_2}}{\bigcirc}\text{Sb} = \text{As}\underset{\underset{OH}{NH_2}}{\bigcirc}$$

Präparat IG. Farben 246 (HEYDEN 489)

Bei Kala-azar und Vogelmalaria waren sie wirkungslos. Ganz besonders wirksam erwiesen sie sich bei der Bartonellenanämie der Ratte, deren kokken- und stäbchenförmiger, zu den Protozoen gehörender und in den roten Blutkörperchen vorkommender Erreger vielfach in normalen Ratten gefunden wird und nach Entmilzung der Tiere eine schwere Krankheit mit Hämoglobinurie und schwerer Anämie hervorruft, die meist zum Tode führt (MAYER, BORCHARD, KIKUTH, HAENDEL, HAAGEN, SCHILLING). Hier zeigte sich, daß der Heilwert unserer Kombinationspräparate gegenüber dem Stibenyl und Stibosan in ganz auffallender Weise gesteigert war, und zwar mit einem ganz ungewöhnlichen therapeutischen Index von 1:300 und 1:400, während Neostibosan und das 3wertige Komplexsalz Antimosan (Fuadin) völlig unwirksam waren. Diese besonders bei Bartonellenanämie erzielten günstigen Ergebnisse waren richtunggebend für unsere weiteren Versuche, zumal ja eine beim Menschen vorkommende schwere Tropenkrankheit, das Oroya-Fieber oder die Carrionsche Krankheit und Verruga peruviana, durch ähnliche Erreger (B. bacilliformis) verursacht wird und wir therapeutische Erfolge auch bei dieser Krankheit, die bisher keiner Therapie zugänglich war, erhoffen durften. So wurde in letzter Zeit — in steter Zusammenarbeit mit HANS SCHMIDT — ein (von ihm hergestelltes) neuartiges Kombinationspräparat 386 B gleichzeitig von KIKUTH und unabhängig davon von uns geprüft, das bei der Bartonellenanämie der Ratte einen bisher in der Chemotherapie einzig dastehenden Inder von 1:3500 bis 1:3750 erreicht und auch bei den experimentellen Trypanosomen- und Spirochätenkrankheiten, Hautleishmaniosen, Leberegelerkrankungen und Lymphogranuloma inguinale (MÜHLENS) beachtenswerte Heilerfolge gezeigt hat. Nach den neuesten Berichten von MANRIQUE, die auch von anderen bestätigt wurden, konnte die sonst unheilbare CARRIONsche Krankheit und Verruga peruviana durch eine Injektionskur mit 386 B in kurzer Zeit geheilt werden. So ist die Kombinationstherapie auch wegen ihres großen Streukegels noch eines weiteren Ausbaues fähig.

Von besonders interessanter Bedeutung ist bei allen diesen Versuchen die immer wieder beobachtete Spitzenwirkung der verschiedenen Arsen- und Antimonpräparate. Diese Feststellung verdanken wir lediglich der Auswertung an möglichst zahlreichen Infektionen und verschiedenen Tierarten, wobei wir auf eine gewisse empirische Arbeitsweise nicht verzichten können, da wir das „Chemische Zielen" im Sinne EHRLICHS bisher nur unvollkommen gelernt haben und vielfach auf Zufallstreffer angewiesen sind. —

Was nun die Wirkungsweise der Chemotherapeutika, speziell der Arsen- und Antimonpräparate, anbetrifft, so habe ich schon in meinen ersten Arbeiten über die Atoxylbehandlung die Ansicht vertreten (UHLENHUTH, WOITHE und GROSS), daß es sich nicht etwa um eine direkte Abtötung der Parasiten nach Art einer inneren Desinfektion durch das im übrigen im Reagenzglas ja als völlig unwirksam von uns festgestellte Atoxyl handeln könne, sondern „daß wir es mit einem sehr komplizierten Mechanismus zu tun haben, bei dem die Lebenstätigkeit der Körperzellen eine große Rolle spielt". Ich habe damals meine Auffassung über die Heilwirkung des Atoxyls speziell bei der Spirillose der Hühner auf Grund meiner experimentellen Beobachtungen folgendermaßen formuliert[4]: „Das Atoxyl hemmt die Vermehrung der Parasiten. Schon diese Eigenschaft dürfte von großem Nutzen sein. Es beschleunigt ferner etwas die Bildung von parasiziden Schutzstoffen, dadurch werden die Spirochäten erheblich abgeschwächt. Es unterstützt schließlich durch Anregung der blutbildenden Organe (Retikuloendothel!) die Phagozytose und befähigt die Phagozyten, die Vernichtung der bereits geschädigten

---

[4] UHLENHUTH u. GROSS: Untersuchungen über die Wirkung des Atoxyls auf die Spirillose der Hühner. Arb. Reichsgesdh.amt, Bd. 27 (1907) H. 2.

Parasiten zu unterstützen." Dazu sei bemerkt, daß die Hühnerspirillose der chemotherapeutischen Heilung insofern günstige Chancen bietet, als der natürliche akute Krankheitsverlauf mit starker Antikörperbildung einhergeht und das Atoxyl außer seiner spezifischen Wirkung die ausgesprochene Eigenschaft besitzt, den humoralen und zellulären Abwehrapparat im Körper in Tätigkeit zu setzen. Es ist experimentell festgestellt, daß das Atoxyl und andere Arsen- und Antimonpräparate die Antikörperbildung (z. B. Agglutinine) anregen (AGAZZI, NISSLE), auch habe ich eine sichtbare Steigerung der Zelltätigkeit durch seine wachstumsfördernde Wirkung bei Mäusekarzinom nachgewiesen; im übrigen ist ja auch, wie beim Salvarsan, seine allgemein roburierende Eigenschaft und anregende Wirkung bei Heilung von Wunden und Hautaffekten bekannt.

Es ist nun aber klar, daß man diesen Sonderfall der **Atoxylwirkung bei der Hühnerspirillose** nicht ohne weiteres verallgemeinern kann, da man ja mit so ausgesprochenen Immunisierungsprozessen — außer bei Rekurrens — bei anderen durch Atoxyl heilbaren Infektionskrankheiten, z. B. den Trypanosomenkrankheiten nicht rechnen darf; aber auch hier dürfte die stimulierende Wirkung des Atoxyls nicht zu unterschätzen sein.

Mag nun aber auch die Wirkungsweise der verschiedenen Arsen- und Antimonpräparate bei den verschiedenen Krankheiten und ihren dazugehörenden Erregern und auch bei verschiedenen Tierarten nicht immer die gleiche sein, was ja in jedem Falle eines besonderen Studiums bedarf —, so geht doch trotz der noch vielfach bestehenden Unklarheiten und Widersprüche die allgemeine Meinung dahin, daß eine **direkte** mit einer **indirekten** Wirkung Hand in Hand geht. Diese Vermutung habe ich auch bereits (1907) im Widerstreit der Ansichten von EHRLICH und mir ausgesprochen. Die **Mitwirkung des Organismus** (besonders die Phagozytose) spielt jedenfalls bei der Vernichtung der durch das Chemotherapeutikum in ihrer Entwicklung spezifisch gehemmten oder sonstwie geschädigten und in ihrer Lebensfunktion geschwächten Erreger eine ausschlaggebende Rolle, wobei m. A. nach nicht nur den **natürlich vorhandenen** und bei der Immunisierung entstehenden, sondern auch, was besonders vorteilhaft ist, den durch das Chemotherapeutikum eventuell mehr oder weniger **mobilisierten** humoralen und zellulären phagozytären Abwehrstoffen eine besondere Bedeutung zukommt. So kann die

Chemotherapie als eine Unterstützung der natürlichen Heilbestrebungen des Organismus angesehen werden (SCHLOSSBERGER).

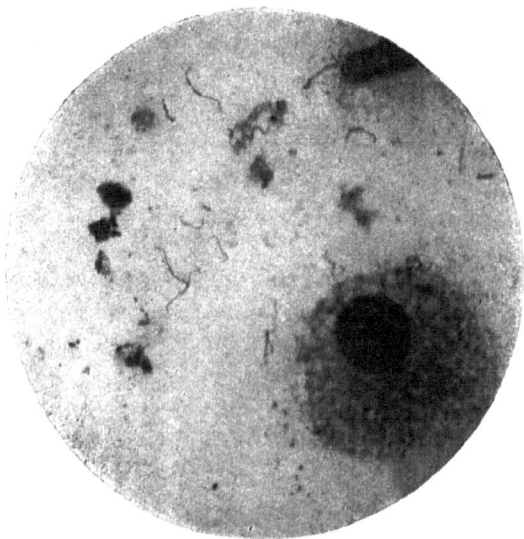

Abb. 19. Leptospira icterogenes (UHLENHUTH und FROMME) s. icterohaemorrhagiae (INADA) aus der Leber eines infizierten Meerschweinchens (Giemsafärbung).

Besonders deutlich zeigt sich auch die dominante Mitbeteiligung des Organismus am chemotherapeutischen Effekt bei der WEILschen Krankheit, deren Erreger (Lept. icerogenes) ich mit

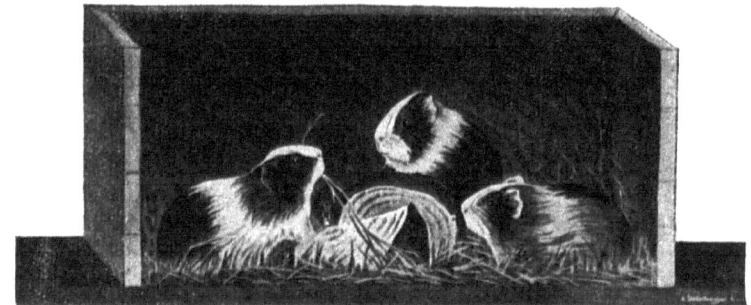

Abb. 20. Mit Leptospira icterogenes infizierte und gleichzeitig mit Immunserum behandelte Meerschweinchen (gesund geblieben).

FROMME im Felde (1915) — unabhängig von den Japanern — entdeckt habe (Abb. 19) und der sich auffallenderweise gegen Arsen und Antimon völlig refraktär verhält. Hier haben sich, außer der außerordentlich wirksamen Serumbehandlung (Abb. 20 und 21), verschiedene Wismutpräparate (Bismuto-Yatren, Neo Olesal, Casbis usw.) im Tierversuch als wirksam erwiesen (s. auch SAZARAC und NAMAKURA). Dabei zeigt es sich, daß die Spirochäten nach der Wismutbehandlung an Zahl abnehmen und ihrer Pathogenität für das behandelte, aber nicht für andere Meerschweinchen, beraubt werden. Die Infektion wird in eine symptomlose verwandelt, die Parasiten aber verschwinden erst in dem Augenblick, wenn (nach 14 Tagen) der Immunisierungsprozeß einsetzt.

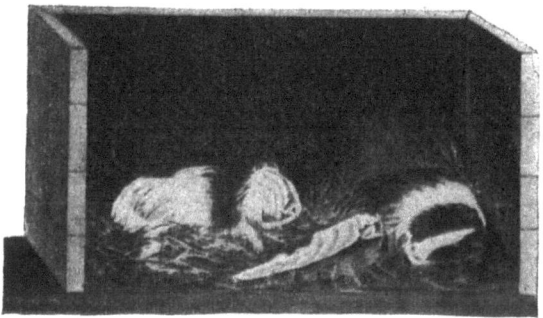

Abb. 21. Kontrolltiere mit Normalserum behandelt (nach 6—7 Tagen gestorben). Typischer WEIL-Befund, Leptospira +.

In diesem Zusammenhange sei noch erwähnt, daß uns die Chemotherapie der WEILschen Krankheit auf gewisse Vorteile gegenüber der bei dieser Krankheit sonst ausgezeichnet wirksamen Serumtherapie hingewiesen hat, indem die Chemotherapeutika gleichmäßig auf die verschiedenen Typen der Leptospiren einwirken, während das Serum nur typenspezifisch wirkt und eine Herstellung in polyvalenter Form bei der großen Typenfreudigkeit der Leptospiren immerhin recht umständlich ist. Beim Menschen liegen noch keine chemotherapeutischen Erfahrungen vor.

IV.

Wenn nun diese auf dem Tierversuch sich aufbauenden von Atoxyl ausgehenden und in gerader Linie systematisch von uns durchgeführten Arsen- und Antimonarbeiten besonders auch für die Besiedelung der Tropen wichtige Ergebnisse gezeitigt haben, so hat uns die chemotherapeutische Forschung noch weitere glänzende Heilmittel auch gegen andere verheerende Tropenkrankheiten beschert. Ich erinnere an das von KOTHE, DRESSEL und OSSENBECK in Elberfeld entdeckte Germanin (Bayer 205), ein

Heilmittel bei der gefürchteten durch Trypanosomen verursachten und durch Stechfliegen übertragenen meist tödlichen afrikanischen Schlafkrankheit. Ganze Provinzen und Länder Afrikas sind in kurzer Zeit durch diese Krankheit entvölkert worden. In Uganda wurden 1903—1907 — also in 2 Jahren — von 40000 Einwohnern 20000 von dieser Seuche dahingerafft.

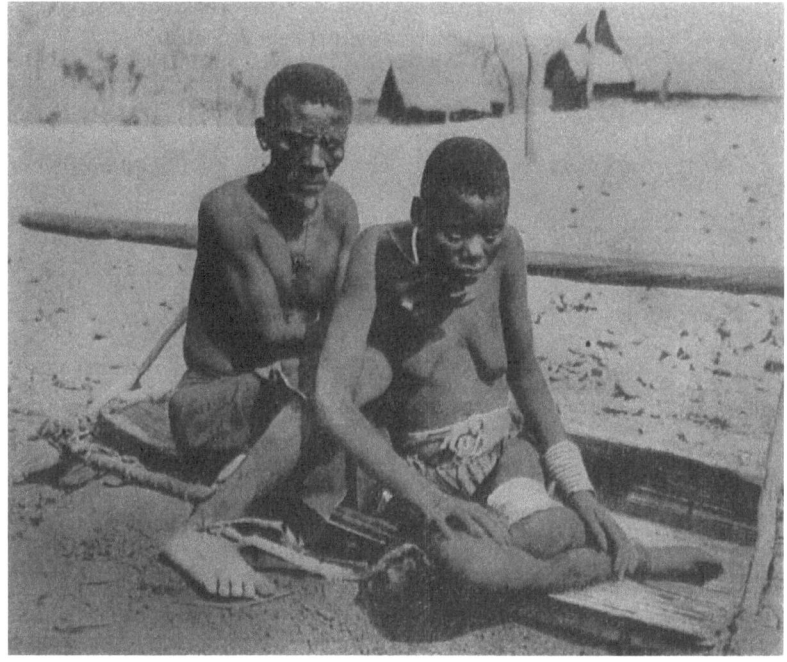

Abb. 22. Schlafkrankes Mädchen vor der Behandlung mit Germanin (Bayer 205).

Mit diesem neuen, von MAYER, ZEISS, HAENDEL und JOETTEN im Tierversuch erprobten, dem Atoxyl weit überlegenen **Harnstoffderivat** (das die Trypanosomen durch **Störung des Zuckerstoffwechsels schädigen** soll), sind, wenn nötig, wie wir sahen, in Verbindung mit unserem **Neoantimosan** (Fuadin) nach Kleine geradezu biblische Heilungen (Abb. 22 und 23) erzielt worden (95 bis 100%). Die Wirkung war besonders im **Frühstadium** so eklatant, daß sich die Kranken nach wenigen Tagen in den Behandlungslagern nicht mehr halten ließen, vor allem die **Frauen**, die außer ihren sonstigen Verpflichtungen im tropischen Afrika die wichtige Aufgabe haben, durch ihr Geschrei morgens die Vögel und nachts die Elefanten von den bebauten Feldern fernzuhalten.

Entwicklung und Ergebnisse der Chemotherapie. 29

Besonders eindrucksvoll ist die infolge von Bindung an Serumeiweiß zustande kommende wochen- und monatelang dauernde prophylaktische Wirkung des Germanins, wie sie bei keinem

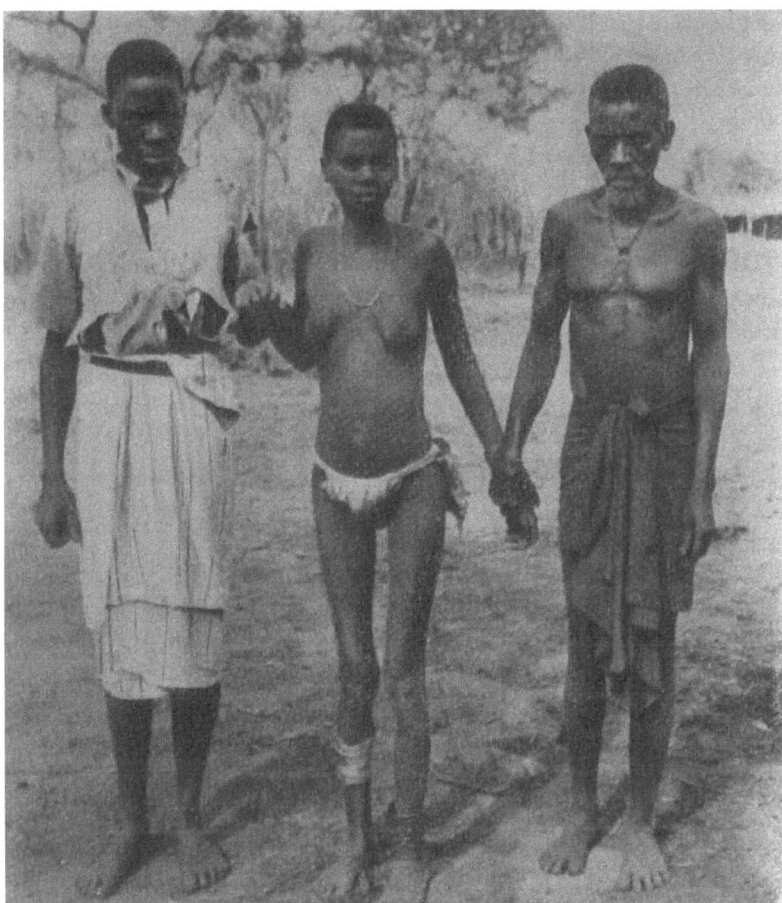

Abb. 23. Schlafkrankes Mädchen nach der Behandlung mit Germanin (Bayer 205).

Medikament bisher beobachtet wurde, so daß sich jeder, auch der hochempfängliche Europäer, durch regelmäßige Einspritzungen von Germanin (alle Monate 1,0 g) selbst in den gefährlichsten Schlafkrankheitsgegenden gegen die Aufnahme der Erreger durch den Stich der Fliegen schützen und gesund erhalten kann (DUKE-UGANDA), so daß also eine radikale Bekämpfung der Schlafkrankheit wenigstens theoretisch möglich ist.

Weiterhin ist das Plasmochin, ein Derivat der Chinolingruppe, das wir den Arbeiten von SCHULEMANN, SCHÖNHOFER und WINGLER (1926) verdanken, und dessen Wirksamkeit von ROEHL bei der Vogelmalaria festgestellt wurde, berufen, besonders bei der Bekämpfung der so gefürchteten tropischen Malaria, außerordentlich wichtige Dienste zu leisten. Es bringt deren halbmondförmige Geschlechtsformen im Gegensatz zum Chinin in wenigen (2—3) Tagen zum Verschwinden (MÜHLENS, ROEHL) und hebt schon in kleinen Dosen die Entwicklung der Halbmonde (ohne Vernichtung) in der Anophelesmücke auf (BARBER und KOMP).

Mit Plasmochin wird der Übergang des Malariaparasiten vom Menschen zur Mücke verhindert und der Entwicklungszyklus zwischen Mensch und Mücke unterbrochen (R. KOCH).

Von besonderer Bedeutung ist ferner auch das von MIETSCH und MAUS (1933) hergestellte und von KIKUTH bei der Hämoproteusinfektion der Reisfinken experimentell erprobte (ungiftige) Atebrin (Derivat der Akridinreihe), das sich hauptsächlich gegen die ungeschlechtlichen Formen der Tropica als besonders wirksam erwiesen hat, und sämtliche — auch geschlechtliche — Entwicklungsformen der Malaria tertiana und quartana in 3fach kleinerer Dosis als das Chinin und in viel kürzerer Behandlungszeit vernichtet. Dasselbe gilt von den ungeschlechtlichen Formen der Tropica.

Mit diesen relativ unschädlichen synthetischen Präparaten, die sich (auch für die Prophylaxe) in ausgezeichneter Weise ergänzen, sind wir von dem Rohstoff der Chinarinde und dem oft giftigen Chi in unabhängig geworden. Es kann jede Form der Malaria besonders in kombinierter Anwendung von Atebrin-Plasmochin mit diesen Mitteln geheilt und die Zahl der Rückfälle stark herabgesetzt werden. Nach den jüngsten Forschungen von JAMES, RAFFAELE und KIKUTH u. a. über die neuen endothelialen Entwicklungsstadien der Sichelkeime (der Vogel- und Menschen-Malaria) vor der Blutinfektion besteht auch die Hoffnung auf eine wirksame kausale Prophylaxe und Rezidivverhütung, die bisher unmöglich war. Was das alles bedeutet, wird uns so recht klar, wenn wir bedenken, daß 500 Millionen, d. h. mehr als ein Viertel der Erdbewohner, jährlich an Malaria leiden und 2 Millionen ihr jährlich zum Opfer fallen. Sie ist also die verbreiteste

Krankheit, die wir kennen. Früher sind ganze Stämme, Völker und Kulturen durch sie zugrunde gegangen.

Hinweisen muß ich schließlich noch auf die großen Fortschritte der Chemotherapie bei den durch malariaähnliche Blutparasiten hervorgerufenen und durch Zecken übertragenen, in warmen Ländern häufig vorkommenden Piroplasmosen der Rinder, Hunde und Schafe. An Stelle des mit mehr oder weniger Erfolg angewandten Trypanblau (NUTTALL) der Benzidinreihe und des Akridinfarbstoffes Trypaflavin, die meist unangenehme Nebenerscheinungen zeigten, ist neuerdings das von SCHÖNHOFER und HENECKA synthetisierte und von KIKUTH im Laboratorium erprobte gut verträgliche Chininharnstoffderivat „Acaprin" getreten, ein „farbloser" Farbstoff, der sich als spezifisches Heilmittel bei der Bekämpfung dieser verderblichen Seuchen vorzüglich bewährt hat. —

So basiert das Problem der Kolonisation sowie die Entwicklung der Landwirtschaft und Viehzucht in den Kolonien nicht zum Wenigsten auf den durch das Tierexperiment erzielten Erfolgen chemotherapeutischer Forschung, da — wie ich Ihnen zeigen konnte — die meisten verheerenden Seuchen, Syphilis, Schlafkrankheit, Rückfallfieber, Framboesie, Malaria, Kala-azar, Orientbeule, Hautleishmaniose, Bilharziakrankheit, venerisches Granulom und, wie ich noch hinzufügen möchte, auch die Amöbenruhr (MÜHLENS) (durch Yatren) und die weitverbreiteten Wurmkrankheiten völlig und sicher geheilt werden können.

V.

Aber auch bei der Heilung der bakteriellen Infektionskrankheiten sind, wie oben angedeutet, und worauf ich mit Rücksicht auf die vorgerückte Zeit nur kurz eingehen kann, große Fortschritte erzielt worden. Durch die Untersuchungen von KLARER, MIETSCH und DOMAGK sind 1932 in sulfonamidhaltigen Azoverbindungen, die von dem schon 1908 von GELMO (in Freiburg) hergestellten p-aminophenylsulfonamid $NH_2\langle\ \rangle SO_2NH_2$ ihren Ausgang nahmen, und die dann von HÖRLEIN und seinen Mitarbeitern zu textilfärberischen Zwecken synthetisiert waren — Mittel ausfindig gemacht worden, mit denen im Tierversuch und beim Menschen bei frühzeitiger und energischer Behandlung bei besonders durch Kokken hervorgerufenen

Krankheiten, wie Pneumonie, Genickstarre, Erysipel, Mittelohrentzündung puerperaler Sepsis und anderen z. B. auch anaeroben Wundinfektionen — neuerdings auch bei Ruhr, Coli- und Friedländerinfektionen — zum Teil glänzende Heilresultate erzielt worden sind. Es würde zu weit führen, auf die immer größer werdende Zahl der Sulfonamide wie Prontosil, Uliron, Sulfapyridin (Eubasin), Albucid, Sulfothiazol (Cibazol, Eleudron, Pyrimal, Globucid), Marfanil, Tibatin usw. mit ihrem immer mehr zunehmenden Indikationsbereich in der Praxis näher einzugehen, zumal da alles noch in Fluß ist.

Besonders eindrucksvoll sind die Erfolge bei Meningitis epidemica. Einer Sterblichkeit bis zu 90% stehen heute Heilungen in über 90% der Fälle gegenüber. Das gleiche gilt für das so gefürchtete Säuglingserysipel, das früher eine Sterblichkeit von 90% aufwies und heute mit Sulfonamid fast stets geheilt werden kann. Besonders bedeutungsvoll sind auch die überraschenden Heilresultate bei der Gonorrhoe (mit Sulfathiazol, Eleudron u. a.), wobei die Verhütung der gefürchteten Komplikationen und die Beseitigung der durch sie vielfach bedingten Zeugungsunfähigkeit von weittragender bevölkerungspolitischer Bedeutung sein dürfte.

Hervorzuheben ist auch, daß neuerdings im Tibatin (Galaktosid des 4,4'-Diaminodiphenylsulfon) eine Substanz gefunden worden ist, die sich besonders bei schweren Streptokokkeninfektionen, puerperalen Infektionen und Hirnhautentzündungen den bisher verwendeten Substanzen dieser Heilmittelklasse als überlegen erwiesen haben soll.

Ferner wurde im Marfanil (Mesudin) eine Substanz entdeckt, die vielfach, wie der Tierversuch zeigt, bei der meist wenig aussichtsreichen Behandlung des Gasbrandes hilfreiche Dienste leisten kann. Jedoch kann, was immer wieder mit Nachdruck betont werden muß, eine Sulfonamidbehandlung erst nach der sachgemäßen chirurgischen Wundexzision eventuell in Verbindung mit Gasbrandserum in Frage kommen. Dabei spielt die frühzeitige Anwendung genügender Mengen Serum und Medikament eine wesentliche Rolle. Ob und inwieweit die sonstigen Wundinfektionen auch durch zusätzliche lokale Anwendung der Sulfonamide (Marfanil, Prontalbin) verhütet oder eingeschränkt werden können, darüber sind die Ansichten der Chirurgen noch geteilt.

Enthusiastischen Berichten stehen auch ablehnende gegenüber. Eine eigentliche Prophylaxe kommt nicht in Frage (NORDMANN).

Man sollte vor allem mit mehr Kritik an die Prüfung der Sulfonamide herangehen und durch Überbewertung der chemotherapeutischen Behandlung die chirurgische Wundversorgung unter keinen Umständen vernachlässigen. Weitere Erfahrungen in der Kriegs- und Friedenschirurgie werden die nötige Klarheit bringen und müssen in Ruhe abgewartet werden.

Es ist besonders hervorzuheben, daß die oben dargelegte komplexe Wirkungsweise der Chemotherapeutika auch hier bei den bakteriellen Infektionserregern in sinnfälliger Weise in Erscheinung tritt, wie die Tierversuche von Domagk zeigen, bei denen man im Peritoneum der mit Streptokokken infizierten und mit Prontosil behandelten Mäuse die Phagozytose der durch das Mittel oder seine Spaltprodukte primär irgendwie geschädigten und so in ihrer Vermehrung gehemmten Krankheitserreger auch im lebenden Präparat direkt verfolgen kann.

Solche primäre Schädigung der Bakterien äußert sich in Hemmungserscheinungen auf der Blutplatte, in Veränderung der Färbbarkeit und anderen Degenerationserscheinungen, wie Störung des Bakterienstoffwechsels usw.

Das eigentliche Wesen der durch die Sulfonamide auf die Bakterien ausgeübten Wirkung ist noch unklar. Nach NEUFELD erfahren die Sulfonamidkörper im tierischen Organismus und ebenso bei geeigneter Versuchsanordnung während längerer Bebrütung mit defibriniertem Blut in vitro eine Umwandlung bisher unbekannter Art, wodurch sie befähigt werden, gewisse Erreger zu verändern, ohne sie in ihrer Lebensfähigkeit in irgend erkennbarer Weise zu schädigen, d. h. in derselben Weise (Gerbwirkung durch Tannin, Alaun), wie es die von DENYS entdeckten Bakteriotropine (Opsonine) tun, indem sie die Bakterien zur Phagozytose vorbereiten. Ein deutlicher Hinweis auf die engen Beziehungen zwischen Chemo- und Serumtherapie.

Die von R. KUHN neuerdings gemachte höchst interessante Entdeckung, daß diese Sulfonamidverbindungen einen für das Wachstum der betreffenden Bakterien lebensnotwendigen, ihnen chemisch nahestehenden Wuchsstoff (Vitamin H' = Paraminobenzoesäure) in der Bakterienzelle verdrängen und auf diese Weise schädigend auf sie einwirken, so daß sie den Freßzellen zum Opfer fallen, eröffnet der Chemotherapie der Infektionskrankheiten eine ungeahnte hoffnungsreiche Perspektive.

$$H_2N\langle\rangle SO_2NH_2$$

Paraaminobenzol-Sulfonamid (Prontalbin) = Hemmstoff

$$H_2N\langle\rangle COOH$$

p-Aminobenzoesäure = Wuchsstoff (Vitamin H′)

Indem man die in Frage kommenden Bakterien jeweils auf chemisch reinen Stoffen züchtet, kann man die für sie lebensnotwendigen Vitamine feststellen. Hat man diese ermittelt und auch die Konstitution festgestellt, so kann man versuchen, durch sinngemäße Abwandlung des Moleküls Stoffe herzustellen, die das Vitamin in der Zelle nach dem für die Sulfonamide aufgezeigten Schema verdrängen.

So dürfte nach R. KUHN Aussicht vorhanden sein, durch systematisch durchgeführte Heilversuche weitere **Heilmittel** auch **für die der Therapie bisher unzugänglichen Krankheiten** ausfindig zu machen, während das Auffinden einer chemotherapeutisch wirksamen Substanz bisher mehr dem Zufall überlassen war. Wichtig wäre das vor allem bei der **Tuberkulose**, bei deren Heilung wir wohl **nur** auf chemotherapeutischem Wege weiterkommen, wie ich schon 1920 auf dem Kongreß für innere Medizin in Wiesbaden in meinem Referat über **spezifische Behandlung der Tuberkulose** zum Ausdruck gebracht habe, nachdem die Immunotherapie im großen und ganzen zu keinen befriedigenden Ergebnissen geführt hat. **Sulfonamidverbindungen mit ausreichender Wirksamkeit** besitzen wir bei der Tuberkulose noch nicht (DOMAGK). Die neuerdings von BICKHAUG, FELDMAN und HINSHAW behaupteten Erfolge bei mit Tuberkulose infizierten Meerschweinchen konnten von PRIGGE nicht bestätigt werden[5]. Unter den zahlreichen Präparaten, die, allerdings mit zweifelhaftem Ergebnis, im Tierversuch und am Menschen — auch von uns — geprüft worden sind, wie die verschiedensten Farbstoffe, ätherischen Öle — Menthol (COURMONT), Eukalyptol, Thymol, Salizylsäure, Lipoide (HELPIN) — nenne ich besonders die Kupferverbindungen (GRÄFIN LINDEN), die

---

[5] Ber. dtsch. chem. Ges. (1942) H. 4.

kolloidalen Metalle, sowie Mangan, Kadmium und ihre Salze, mit denen WALBUM in bestimmten kleinen — wie er meint — „die Antikörper anregenden Dosen" Kaninchen und Meerschweinchen geheilt haben will. Für die ärztliche Praxis haben aber wohl nur die auch bei Spirochätenkrankheiten wirksamen **Goldverbindungen Krysolgan** (FELDT), Sanocrysin (MOELLGAARD), Triphal, Lopion, Solganal, eine gewisse Bedeutung erlangt, denen eine — allerdings auch umstrittene (MARTINI) — spezifische Wirkung auf tuberkulöse Prozesse zugeschrieben wird. Im Meerschweinchenversuch haben sie dagegen völlig versagt (UHLENHUTH, JOETTEN, PRIGGE, WALBUM). Zweifellos rufen die Goldpräparate eine typische Herdreaktion im Sinne der Tuberkulinwirkung hervor, wobei möglicherweise auch die **Ablagerung von Gold im erkrankten Gewebe** eine entwicklungshemmende Wirkung auf die Tuberkelbazillen ausüben könnte.

Bekanntlich hat schon ROBERT KOCH gleich nach Entdeckung des Tuberkelbazillus eine außerordentlich starke bakterizide Wirkung von **Aurumkaliumzyanid** (1:2 Mill.) festgestellt, die aber bei therapeutischen Versuchen am Tier völlig versagte.

Neuerdings hat JOETTEN bei der durch besondere Vorbehandlung experimentell erzeugten, chronisch induzierenden Lungentuberkulose des Kaninchens, die — im Gegensatz zu der Meerschweinchentuberkulose — **mehr dem menschlichen Krankheitsverlauf** entspricht, mit verschiedenen Goldpräparaten (Solganal, Taurocholsaures Gold), die er zum Teil auch **inhalieren** ließ, um sie besser an die tuberkulösen Herde heranzubringen, günstige, wenn auch keineswegs eindeutige Resultate erzielt.

Die bei der **Lepra** des Menschen und der auf Mäuse übertragenen Rattenlepra mit Chaulmoograsäure und ihren Derivaten — einschließlich **Antileprol** (Ester der verschiedenen Fettsäuren des Chaulmoograöls) — erzielten günstigen Ergebnisse (BUSCHKIES, WAGNER-JAUREGG) ermutigen, obwohl auch sie bei der Tuberkulose noch keine eindeutigen Ergebnisse gezeitigt haben (PRIGGE, JOETTEN), trotzdem im Hinblick auf die nahe Verwandtschaft der Lepra- und Tuberkelbazillen zu weiteren Versuchen. Gerade der beiden Bazillen gemeinsame einzigartige, sonst so unerwünschte Wachspanzer, mit dem auch die Körpersäfte und Phagozyten so schwer fertig werden, fordert dazu heraus, an diesem Wachspanzer haftende wirksame Stoffe ausfindig zu machen.

Ob die beachtenswerten Feststellungen von PFAFF, der durch Farbstoffversuche mit Trypanblau eine abnorme Durchlässigkeit der Gefäße um die tuberkulösen Herde und damit die Möglichkeit einer Anreicherung geeigneter Chemotherapeutika am Sitze der Tuberkelbazillen festgestellt hat, aussichtsreiche Wege eröffnen werden, müssen seine weiteren Arbeiten ergeben. Die gleichzeitig beabsichtigte Abkapselung der nekrotischen Herde und Steigerung der natürlichen Abwehr soll dabei eine wichtige Rolle spielen: Hier heißt es, wie ROBERT KOCH zu sagen pflegte: „Nicht locker lassen!"

Auch bei den Viruskrankheiten hat die Chemotherapie, abgesehen von dem durch Sulfonamide beeinflußbaren Lymphogranuloma inguinale (der sog. 4. Geschlechtskrankheit), vielleicht auch beim Trachom (in Verbindung mit lokaler Behandlung) bisher keine Erfolge aufzuweisen. Mit dem Lymphogranulom wäre also die Chemotherapie sämtlicher Geschlechtskrankheiten (Syphilis, Tripper, weicher Schanker, venerisches Granulom, auch Beschälseuche der Pferde) gelungen.

Wenig erfreulich sind dagegen bisher die therapeutischen Aussichten beim Krebs, jener furchtbaren Geißel des Menschengeschlechtes, bei dem da, wo das Messer des Chirurgen versagt, die Chemotherapie noch die einzige Chance bieten könnte. Sulfonamide haben bisher versagt (KUTTNER).

Trotzdem ich bei meinen Versuchen an den mit den menschlichen Geschwülsten allerdings nicht übereinstimmenden Ratten- und Mäusetumoren in Arsen und Antimonpräparaten, Jod usw. leider nur wachstumsfördernde Stoffe nachgewiesen habe, habe ich doch die Hoffnung nicht aufgegeben, daß es einem glücklicheren Forscher beschieden sein möge, spezifisch wachstumshemmende Stoffe ausfindig zu machen; das gleiche gilt für die meist tödliche, in ihrem Wesen von mir und WURM experimentell studierte HODGKINsche Krankheit. Glückstreffer muß der Chemotherapeut schon haben! Ist doch die Chemotherapie die Wissenschaft der „unbegrenzten Möglichkeiten"[6]!

Nur in großen Umrissen und an markanten Beispielen konnte ch Ihnen in der mir zur Verfügung stehenden Zeit zeigen, welch unermeßlichen Segen die auf dem Tierversuch sich aufbauende

---

[6] Anmerkung bei der Korrektur (1948): Inzwischen hat auch das Penicillin eine große praktische Bedeutung erlangt.

chemotherapeutische Forschung in fruchtbarer Zusammenarbeit von Medizinern und Chemikern uns bisher schon gebracht hat.

Wenn es mir vergönnt war, selbst dazu einige Beiträge zu liefern, so verdanke ich das nicht allein meinen ausgezeichneten Mitarbeitern, sondern vor allem meinen großen Lehrern ROBERT KOCH und FRIEDRICH LOEFFLER, die beide in ihrer Art — der eine durch zähe Energie und unerbittliche Kritik, der andere zugleich durch kühnen Optimismus — mich für die experimentelle Forschung wahrhaft begeistert haben, eine Begeisterung, die auch in meinen höheren Semestern allen Schwierigkeiten schlechter Arbeitsmöglichkeiten zum Trotz noch anhält.

Ich schließe mit dem Wunsche, daß es der rastlosen und hingebenden Forschertätigkeit gelingen möge, auch weiterhin wichtige Fortschritte zu erzielen — im Kampfe gegen die kleinsten und doch größten Feinde des Menschengeschlechtes, die Erreger der Seuchen — in einem Kampf, der wahrlich besser ist als der männermordende Krieg unter den Völkern.

MIX
Papier aus verantwortungsvollen Quellen
Paper from responsible sources
FSC® C105338

If you have any concerns about our products,
you can contact us on
ProductSafety@springernature.com

In case Publisher is established outside the EU,
the EU authorized representative is:
**Springer Nature Customer Service Center GmbH
Europaplatz 3, 69115 Heidelberg, Germany**

Printed by Libri Plureos GmbH
in Hamburg, Germany